T c ¹⁴ 2

DISSERTATION

SUR

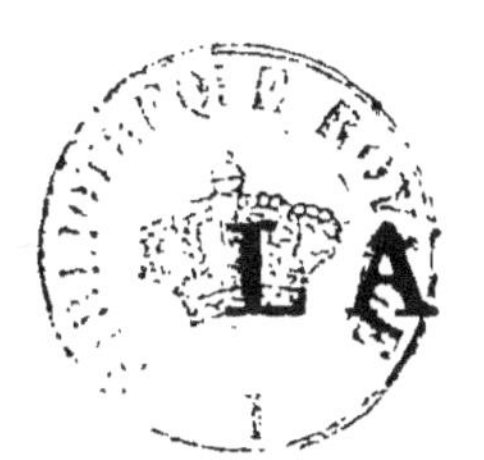

LA PROPRETÉ

ET LA

CONSERVATION DES DENTS.

DISSERTATION

SUR
LA PROPRETÉ

ET LA CONSERVATION DES DENTS.

Par M. BEAUPREAU, Chirurgien Dentiste, Membre du Collége & Académie Royale de Chirurgie de Paris.

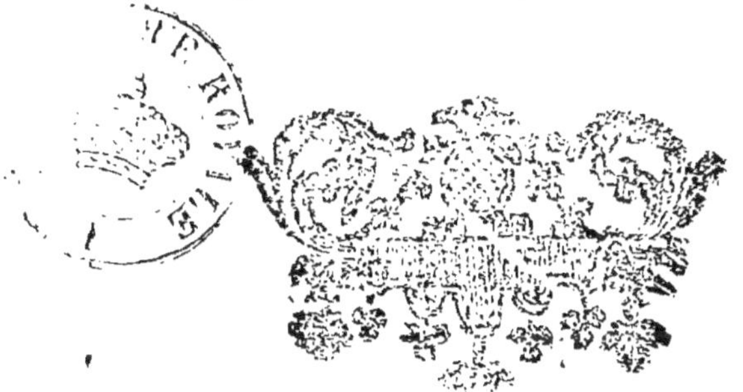

A PARIS.

De l'Imprimerie de SÉBASTIEN JORRY, rue & vis-à-vis la Comédie Françoise, au Grand Monarque.

Et se trouve chez l'Auteur, rue & vis-à-vis la Comédie Françoise.

M. DCC. LXIV.

Avec Approbation & Permission.

DISSERTATION
SUR
LA PROPRETÉ
ET LA CONSERVATION DES DENTS.

LA propreté des Dents n'est pas seulement d'agrément ; elle est encore d'utilité, elle est même de nécessité. Leur conservation en dépend très-souvent ; sans parler des effets qu'occasionne le séjour de la pâte alimentaire, comme le ramollissement de la substance osseuse & l'odeur fœtide ; combien de personnes ont vu avec étonnement leurs dents saines & entières, ne prêter leur ministère qu'avec des douleurs plus ou moins vives, s'ébranler

& tomber succeffivement , quelquefois toutes en très-peu de temps ? Il eft vrai que ces effets dépendent quelquefois d'un vice répandu dans la maffe des humeurs ; mais l'effet de cette caufe interne n'eft-il fecondé, n'eft-il accéléré par aucune caufe externe qu'il eut été facile de prévenir? Indépendamment même de l'altération des liqueurs, les mêmes effets n'arrivent-ils pas tous les jours , quoique d'une manière plus infenfible & plus lente , uniquement par le peu de foin que l'on prend de fes Dents ?

Les particules terreufes qui fe trouvent dans la falive , fe dépofent fur le corps des Dents vers le col ou dans les interftices qu'elles laiffent entr'elles. Ces particules fe rapprochent & fe lient les unes aux autres , au moyen de la partie vifqueufe & graffe de la falive & des alimens ; cette union eft encore fortifiée par l'évaporation de la partie aqueufe que l'air entraîne , foit dans l'expiration , foit dans l'infpiration ; ainsi se forment insensiblement ces concrétions pierreuses conues sous le nom de tartre. *

Ces corps étrangers, sans altérer la substance de la Dent, n'en produisent pas moins des effets très-funestes. Leur accumulation abbaisse la gencive, souleve la Dent hors de son alvéole, & en détermine enfin la chûte.

Ce n'est donc pas seulement le desir de tenir ses dents propres, qui doit déterminer à faire enlever le tartre ou à le prévenir ; leur conservation y est encore intéressée. Pour parvenir à cette double fin, il faut du choix & de la précaution dans les moyens qu'on employe.

Plusieurs Dentistes font assez communé-

* L'accumulation de cette substance est plus ou moins considérable dans les différens sujets, ce qui dépend de la qualité des alimens ou des bonnes ou mauvaises digestions. C'est ce que l'expérience nous fait voir. Les Gens de Villes qui se nourrissent d'alimens gras & de pain mollet, sont plus sujets au tartre que ceux des Campagnes qui vivent de végétaux & de pain grossier.

ment ufage de Poudres & d'Opiats, qui ont
pour bafe les coraux, la pierre ponce,
& même la brique ; d'autres emploient les
Liqueurs acides comme les Efprits minéraux dulcifiés, le Suc de citron, les Vi-
naigres ; enfin quelques-uns prétendent
qu'il fuffit de fe frotter les Dents avec un
linge, le matin & après le repas. Mais
ces moyens produifent-ils réellement les
effets qu'ils femblent promettre, n'en produifent-ils pas même de contraires & de
très-dangereux ?

Les coraux, la pierre ponce, la brique, font des fubftances très-dures, qui
tiennent de la nature du grès. Quoique
calcinées & réduites en poudre même im-
palpable, elles offrent toujours des angles
roides & infléxibes, comme on peut s'en
convaincre en les mâchant. Quel doit être
l'effet de ces fubftances employées pour
enlever le tartre ? Il eft aifé de concevoir
que par le frottement réitéré, elles peuvent
détruire les parties tartareufes foumifes
à leur action ; mais comment agiront-elles

fur celles qui fe trouvent fous la gencive, dans les interftices des dents & à leur face interne ; c'eft-à-dire, fur le tartre préci-fément qu'il feroit le plus important d'en-lever ? Elles feront donc d'une utilité très-médiocre, elles feront même dan-gereufes. Le corps de la Dent n'eft point ordinairement recouvert de tartre dans fa totalité, il ne l'eft même prèfque jamais à la furface antérieure expofée au frottement de ces fubftances. Ainfi au lieu de remplir l'objet qu'on fe propofe, on agit feulement fur l'émail, on le liffe, on le détruit en le poliffant, & la fubftance offeufe fe trouve à découvert.

Les acides ne produifent pas de moindres inconvéniens, ils agiffent fur l'émail des dents comme fur toutes les terres abforban-tes, leurs pointes s'infinuent à travers les po-rofités de cette fubftance, en écartent les par-ties, les divifent avec efferve-fcence, & en produifent la diffolution. Pour fe convaincre de cette vérité, il ne faut que jetter des aci-des minéraux quelconques fur des Dents, ou autres substances terreuses. L'acide pénétrera par les pores de ces substances, séparera la partie cretacée de la partie muqueuse, & produira une dissolution plus ou moins grande selon sa force. Pour éviter un effet aussi pernicieux, quelques Praticiens ont cru devoir associer aux acides les spiritueux. Ils conseillent l'eau-de-vie unie au suc de citron, l'esprit de vin uni aux esprits minéraux. Mais les spiritueux émoussent-ils assez l'action des acides pour les empêcher de mordre sur les Dents ? S'ils avoient fait attention aux loix des affinités, & à l'expérience, ils auroient reconnu que les acides ayant plus d'analogie avec les terres absorbantes qu'avec les spiritueux, ils doivent quitter les spiritueux pour agir sur les terres absorbantes, c'est-à-dire, que les acides quoiqu'affoiblis ou plutôt unis aux spiritueux, n'en agissent pas moins sur les Dents, dont la substance est analogue aux terres absorbantes.

J'ai actuellement sous les yeux une

preuve bien senfible de l'action des acides fur les Dents , je traite un enfant
qui a depuis 7 ans une dilatation confi-
dérable du finus maxillaire produite par
des concrétions polipeufes qui occupent
l'intérieur du finus ; pour ronger ces
excrefcences , j'ai été obligé de faire ufage de beurre d'antimoine , dont l'acide
découlant avec le pus fur les Dents de
la machoire inférieure , en a totalement
détruit la conronne.

Je n'infifte fi fort fur l'ufage dangereux des acides employés fous cette for-
me , que parce qu'ils produifent des effets capables de féduire. Ils procurent
aux Dents une blancheur fubite & momentanée , mais ils ne la leur procurent
qu'en divifant les parties de l'émail ,
de la même maniere à peu - près qu'en
broyant du verre , ou du criftal , on le
fait paroître plus blanc.

L'ufage du linge , quoique bien moins
dangereux , a cependant fes inconvénients.

la toile eſt un tiſſu, un entrelaſſement de fibres plus ou moins ſerrées, plus ou moins groſſes. Mouillées, elles ſe racourciſſent, ſe roidiſſent. On conçoit aiſément que paſſant rudement ſur les Dents, elles en détruiſent l'émail de la même maniere qu'une lime douce, en s'inſinuant par ſes aſpérités dans les pores des corps, cauſe l'abraſion de leurs angles, & les détruit par le frottement réitéré.

Les différens moyens dont nous venons de parler, ſont donc abſolument inſuffiſants, ſoit pour enlever le tartre, ſoit pour en prévenir la regénération, ou s'ils produiſent quelques effets, ce n'eſt qu'en altérant en même temps la ſubſtance de la Dent. L'inſtrument tranchant eſt le ſeul moyen que l'on puiſſe employer avec ſûreté pour ôter ces corps étrangers qui recouvrent la ſurface des Dents. Une réfléxion ſuffit pour s'en convaincre. La ſubſtance de la Dent tant émaillée qu'oſſeuſe, ainſi que les

croutes tartareuses, sont des terres absorbantes. Parconséquent toutes poudres
dures, ou liqueurs acides quelconques
capables de diviser le tartre agiront
en même-temps & avec la même faci-
lité sur le corps de la Dent & en dé-
truiront la substance. Il n'en est pas de
même de l'instrument tranchant. Quoiqu'en disent certains Dentistes, il ne peut
jamais résulter aucun inconvenient de
son usage. Le tartre étant un composé de
différentes couches adaptées les unes sur
les autres, l'instrument tranchant en
écartera facilement les différentes parties
& les enlévera par écailles. Mais lorsque l'instrument parvient à l'émail de la
Dent, rencontrant alors un corps plus
dur, il glissera, & s'émoussera plutôt
que de l'entamer. Chacun peut se convaincre par lui-même de la vérité de
ce que j'avance. Les coquillages de mer
connus sous le nom de *porcelaines*, sont de
la même nature que l'émail des dents. Lorsqu'on les tire de la mer, elles sont recouvertes

de fubftances terreufes femblables au tartre. Perfonne s'eft-il jamais apperçu que
l'inftrument tranchant qui fert à enlever
ce corps étranger defféché , ait altéré
en aucune façon la fubftance émaillée
du Coquillage.

Les ennemis de l'inftrument tranchant
fe feroient-ils fondé pour le décrier
fur l'expérience journaliere qui nous mon-
tre les coquillages & la fayance perforée
par les inftrumens pointus , les Dents
mêmes détruites par les épingles & les
curedents ? Mais cette expérience prouve
plutôt tout a la fois le danger des différens moyens qu'on employe ordinairement pour nétoyer les Dents , & la fo-
lidité de mon fyftême. Ce ne font jamais
les inftrumens tranchans qui perforent
la fayance , les coquillages & autres
corps de même nature; ils n'y trouvent
aucune prife. Les feuls inftrumens pointus peuvent les entamer en s'infinuant
dans leurs porofités & en écartant les

parties voifines par les différens mouve-
mens de rotation ; tous ces éxemples
auroient donc dû non pas faire crain-
dre aux Artiftes l'ufage de l'inftrument
tranchant , mais les empêcher de confeil-
ler l'ufage des acides ou autres fubftances
terreufes , dont les pointes fecondées par
le frottement , produifent fur l'émail
des Dents le même effet que l'inftrument
pointu.

Le tartre détruit , il s'agit d'en prévenir la régénération. Avant que d'expofer
les moyens que je crois les plus propres ,
pour cet effet , il eft effentiel de combattre
une erreur très - pernicieufe dans laquelle
font une infinité de gens. La blancheur
des Dents en fait la principale beauté ,
comme elles-mêmes font le premier agrément d'une belle bouche. Tout le mon-
de eft - donc jaloux de cet ornement.
De là cette foule de remédes , d'eaux ,
de poudres , d'opiats , qu'on cherche à
fe procurer comme des moyens fûrs &

infaillibles de blanchir les Dents. Re=
médes inéfficaces, & certainement dangereux. L'émail des Dents eft un corps
tranfparent plus ou moins blanc fuivant l'âge des Sujets, on peut même
ajouter, fuivant la couleur des cheveux,
car en général ceux qui font roux, ont
l'émail des dents jaune. Cette blancheur varie encore fuivant la denfité &
la porofité de la fubftance offeufe. On
obferve que dans les enfans, qui ont
les os fpongieux, les Dents font d'un
blanc bleuâtre, dans les adultes qui ont
les os plus compacts, elles font d'un
blanc de lait, enfin dans les vieillards
dont les cellules offeufes font oblitérées
& le cordon des vaiffeaux dentaires of-
fifié, elles font jaunâtres. Le feul moyen
de blanchir les Dents, feroit donc d'a-
gir fur la fubftance offeufe, de la con-
ferver dans fon état de porofité pour
en entretenir la blancheur, mais c'eft
un moyen qu'on n'a pas encore decou-
vert,

vert , & qu'on ne doit pas fe flat-
ter de découvrir. Ainfi quoique je
ne connoiffe & n'aie décompofé qu'un
très - petit nombre de ces remédes
tant vantés, je ne crains pas d'avancer
qu'il n'y en a aucun , & qu'il ne peut
même y en avoir , qui foient capables
de blanchir les Dents fans les altérer.
Les acides peuvent bien leur procurer
cette blancheur fi defirée , mais ce n'eft,
comme je l'ai prouvé page 11 , qu'une
blancheur momentanée produite aux
dépens de l'émail. A l'égard des poudres
noires, elles ne procurent aux Dents
qu'une blancheur de comparaifon. Lorfqu'on fe regarde dans le miroir, on a encore
les gencives & les interftices des Dents rem-
plis de cette poudre. La furface extérieure
que l'humidité de la bouche , fecondée de
l'action des lévres , a nétoyée , doit nécef-
fairement paroître plus blanche. C'eft
ainfi que les Négres & les Ramoneurs
femblent avoir les Dents plus blanches
que nous.   B

Ne cherchons donc pas à donner à nos dents une couleur qu'il ne dépend pas de nous de leur donner , puiſqu'elle dépend uniquement des cauſes phyſiques. Tous nos efforts ſeroient inutiles ou n'abouti-roient qu'à leur deſtruction. Contentons-nous de les tenir propres & de conſerver à l'émail toute ſa tranſparence en préve-nant la régénération du tartre.

J'ai dit, page 6, que le tartre étoit formé par l'union des parties terreuſes de la ſalive liées les unes aux autres par cette matière graſſe & viſqueuſe dont on trouve tous les matins la langue & la ſurface des dents recouvertes. C'eſt donc cette matière qu'il s'agit de diviſer & d'enleverpour prévenir la régénération du tartre. Pour y parvenir, examinons les moyens que les Artiſtes employent tous les jours pour nétoyer les corps tranſparens.

Une glace eſt - elle ternie ? Si les ta-ches ſont d'une ſubſtance graſſe & molle, alors les ſpiritueux purs, ou unis avec

l'eau commune , suffisent pour les enlever
L'effet est encore plus prompt lorsqu'on
se sert d'une éponge imbibée de ces liqueurs. Mais si ces taches se font dur-
cies par l'évaporation de l'humidité , il
est nécessaire alors d'aider l'action des spiritueux avec quelque poudre , telle que la
cendre , le charbon , &c , passée au travers d'un linge fin, ou d'employer le blanc
d'Espagne ramolli. De même , lorsque la
matière grasse & visqueuse qui recouvre
les dents , sera récente , elle se détache-
ra facilement au moyen d'une éponge ,
d'une brosse de crin , ou d'une racine
humectée d'un spiritueux quelconque uni
à l'eau. Si au contraire , cette matière a
acquis plus de solidité, il faudra tremper
l'éponge, la brosse ou la racine dans quelques poudres ou opiats composés de substances ligneuses , qui offrant assez de ré-
sistance pour détacher ce corps étranger , soit trop foible & trop molle pour
altérer l'émail. On peut encore faciliter

le détachement de cette matière graffe ,
en paffant le gros bout d'un curedent fur
la convexité des dents , & dans leurs interftices jufqu'au bord des gencives ; on
peut fe fervir d'un curedent d'or , d'ar-
gent, d'acier très mince & élaftique. Le foin
de racler fa langue tous les matins, prévient
auffi l'accumulation du tartre à la face interne des dents. Cette réflexion fe trouve
dans tous les Traités des Dentiftes.

Les fpiritueux , dont on doit faire ufage,
font l'eau-de-vie fimple, la camphrée, celle
de Gayac , de Lavande , l'Efprit-de-vin ,
l'Efprit de cochlearia , & toutes les Eaux
vulnéraires , foit fimples ou fpiritueufes ,
comme l'Eau des Carmes , d'Arquebufade,
de Capron , de Cologne , de Madame *La-
vrillere* &c, unies à l'Eau commune. La dofe
doit être proportionnée fuivant la force
de ces liqueurs.

Il ne faut pas ranger dans la claffe des
fpiritueux , une liqueur fpiritueufe , an-
noncée avec des atteftations dans différens

papiers publics, comme un très-bon dentrifice ; cette liqueur n'est que de l'Esprit de nitre dulcifié ; c'est-à-dire, de l'Eau forte unie à l'Esprit-de-vin, ce qui est facile à distinguer par l'odeur & la saveur ; elle fermente avec les alkalis, teint en rouge Le sirop de violette & le papier bleu, preuve non équivoque qu'elle contient un acide. J'ai jetté des Dents dans cette liqueur ; l'émail s'en est séparé, & la partie osseuse s'est ramollie. J'ai fait ces expériences à l'Académie de Chirurgie, au mois de Juillet 1762.

Parmi les poudres, celles qui m'ont parues les plus convenables, sont celles des racines d'Iris de Florence, de bois de Gayac, d'Esquine, de Salsafras, de Canelle, auxquelles on peut ajouter le sang de Dragon, ou la lacque rouge pour les colorer ; les opiats doivent être composés de ces poudres incorporées avec le miel rosat ou le miel blanc. Le bol d'Arménie, la terre sigellée, &c, peuvent être em-

ployées, parce que ces terres argilleufes
étant humecteés, fe bourfoufflent, & leurs
parties fe divifent. La divifion en eft encore
plus intime, lorfqu'on les arrofe avec
les acides minéraux, foit marin ou vitriolique ; en général, on peut fe fervir
fans danger de toutes les fubftances li-
gneufes & végétales réduites en poudre,
ou calcinées par le feu. Leurs parties fe
ramolliffent à l'eau,& fans être capables de
mordre fur l'émail des dents, elles ont
cependant affez de roideur pour enlever
les parties graffes, lors même qu'elles
ont acquis un certain degré de con-
fiftance : parmi ces poudres, on peut
ranger le tabac, le caffé, le pain,
les fruits brûlés. On peut encore employer la diffolution des fels neutres
dans l'eau commune, foit qu'ils ayent
pour bafe une fubftance terreufe, comme
l'alun ; ce fel, il eft vrai, contient de
l'acide, mais il eft tellement uni à une
fubftance terreufe, avec laquelle il a au-
tant de rapport qu'avec celle de la dent,

qu'il n'y a aucune caufe qui puiffe le déterminer à quitter l'une pour s'attacher à
l'autre. C'eft auffi par le même principe.
qu'on peut fe frotter les dents avec des
feuilles d'ofeille, *d'alleluia*, &c.

Lorfque les acides font unis aux alkalis, foit fixes comme dans le fel marin,
le falpêtre, foit volatils comme dans le fel
ammoniac, leur action eft encore plus
fûrement bridée, & alors ils font incapa-
bles d'agir fur la fubftance des dents,
comme il eft aifé de s'en convaincre en
jettant les yeux fur la table des affinites
de M. *Géoffroi.* C'eft d'après ces princi-
pes, que j'ai mis en ufage avec les plus
grands fuccès le remède fuivant.

Je prends des acides ~~minéraux~~ dulcifiés, tels que le marin, le nitreux &
le vitriolique ordinaire. Je les fature
avec l'alkalis fixe du tartre étendu dans
l'eau commune; lorfque je crois la faturation parfaite, j'édulcore ce mêlange avec
l'eau vulnéraire fpiritueufe & le firop de

violette ; ce dernier me fert encore comme de boufolle pour connoître le point de faturation convenable. De la combinaifon des acides avec l'Efprit-de-vin , & l'eau vulnéraire, il réfulte un Ether qui rend cette liqueur très-agréable au goût & à l'odorat. Cette liqueur que l'on peut appeller *neutro fpiritueufe*, a la proprieté tout à la fois de détacher la matière graffe & vifqueufe qui recouvre la furface des dents , d'enlever la pâte alimentaire logée dans leurs interftices, d'émouffer l'agacement , de donner du reffort aux fibres des gencives & de déterger les ulcérations qui pourroient y arriver. Le moyen de s'en fervir eft d'humecter une éponge, du cottôn avec cette liqueur & de s'en frotter les Dents & les gencives.

L'ufage ordinaire que l'on fait du vinaigre pour fe laver la bouche, m'a engagé à faire quelques expériences fur cette liqueur. Son acide affecte les dents , mais pour obvier à cet inconvénient, je l'ai uni

aux plantes qui contiennent l'alkali vo-
latil, tels que le cochlearia, le Raifort
sauvage & la graine de moutarde. Il suffit
de faire macérer ces plantes dans cette liqueur pendant quelque tems, après quoi
l'on peut s'en servir en la mêlant avec
l'eau commune.

De cette union des acides minéraux avec
les alkalis fixes, résulte un sel neutre qui se
dépose au fond du vase, & que l'on peut
employer pur ou uni aux opiats.

En indiquant les moyens que j'ai cru
les plus propres à prévenir la régénération du tartre & à rétablir ou conserver
la transparence de l'émail, j'en ai pro-
posé quelques-uns, comme les spiritueux, & la dissolution des sels neutres
qui ont encore l'avantage de raffermir
les gencives variqueuses en donnant du
ressort à leurs fibres. Mais cette matière
est si importante que je crois devoir
en dire quelque chose.

Parmi les causes les plus ordinaires du

gonflement des gencives, on peut placer l'appauvriffement des liqueurs, les affections fcorbutiques, les préparations mercurielles, l'accumulation du tartre, le renverfement, & le chancélement des Dents. Lorfque le gonflement des gencives dépend d'une caufe interne, il faut la détruire avant de recourir à aucuns remédes extérieurs. A l'égard des remédes extérieurs, ceux qui m'ont paru les plus efficaces, font les fpiritueux, la diffolution des fels neutres, l'eau de godron, la décoction des plantes aftringentes, & le vinaigre uni aux alkalis. Il y a des Dentiftes qui confeillent l'ufage des opiats défignés fous le nom d'antifcorbutiques dont ils recommandent de fe frotter les gencives plufieurs fois par jour. Ce moyen me paroît devoir produire des effets peu confidérables. D'un côté les terres abforbantes qui font la bafe de ces opiats, font faoullées de miel, de l'autre les acides & les fpiritueux qui entrent dans ces compofitions , font enveloppés par les terres abforbantes , de manière que ni les unes ni les autres ne peuvent plus agir fur les gencives affez fortement pour obliger leurs fibres à fe contracter & à expulfer les liqueurs qui tiennent leurs vaiffeaux dilatés : au contraire l'expérience journalière nous démontre que les liqueurs que je viens de défigner , froncent les fibres des gencives , rapprochent les globules fanguins & rendent aux vaiffeaux toute leur action.

Quelquefois les gencives font fi fongueufes , que pour faciliter le dégorgement de leurs vaiffeaux , on eft obligé de les incifer ou piquer avec une lancette ou un curedent dans les efpaces que les Dents laiffent entr'elles. Il y a moins d'inconvénient à faire ces incifions ou piqures, qu'à couper avec des cizeaux les pointes des gencives gonflées , parce que les gencives en fe cicatrifant , laiffent la racine, des Dents à découvert. Lorfque le gonflement des gencives vient de l'accumu-

lation du tartre, il faut commencer par
le détacher. Ces concrétions augmentant
peu-à-peu par l'addition de nouvelles
couches font la fonction de coin, & ap-
puyant d'un côté sur le corps de la Dent,
de l'autre sur la gencive, soulévent la
Dent par degrés hors de son alvéole, &
gênent la circulation du sang. Le sang
ainsi arrêté dans les gencives, les vais-
seaux du périoste qui recouvrent la racine
des Dents, s'engorgent nécessairement,
dilatent les parois de l'alvéole & facilitent
la chute des Dents.

Lorsque les Dents ont été ainsi soule-
vées hors de leurs alvéoles, jusqu'à un
certain point, & que les gencives ont été
comme rongées par la présence du tartre,
il n'est plus possible, quelque moyen que
l'on employe, ni que les gencives recouvrent la racine des Dents, ni que les Dents
rentrent dans leurs alvéoles qui sont oblitérées. Ainsi les Dents restent toujours
chancelantes, & le mouvement presque

continuel qu'elles éprouvent, entretient la fongofité des gencives. Il n'y a plus alors d'autres moyens de les raffermir que de les fixer avec des fils ou plaques d'or. Ces liens empêchant leurs vacillations, les remédes que j'ai propofés produiront alors leur effet fur les gencives.

J'AI lû par ordre de Monfeigneur le Vice-Chancelier, un Manufcrit qui a pour Titre *Differtation fur la propreté & la confervation des Dents*, par M. *BEAUPREAU*; je n'ai rien trouvé dans cet Ouvrage qui m'ait paru devoir en empêcher l'impreffion. A Paris, ce 14 Août 1764.

LE BAS.

9 782329 109411